PUBLICATIONS DU *PROGRÈS MÉDICAL*

DE LA
SIGNIFICATION CRITIQUE
DE LA
RECHUTE
DANS LA
SOI-DISANT MALADIE DE WEIL

PAR

F.-J. BOSC
chef de clinique à la Faculté

ET

Ch. GUÉRIN-VALMALE
Interne des hôpitaux de Montpellier.

PARIS

AUX BUREAUX DU
PROGRÈS MÉDICAL
14, rue des Carmes, 14

FÉLIX ALCAN
ÉDITEUR
108, boulevard Saint-Germain, 108

1894

PUBLICATIONS DU *PROGRÈS MÉDICAL*

DE LA
SIGNIFICATION CRITIQUE
DE LA
RECHUTE
DANS LA
SOI-DISANT MALADIE DE WEIL

PAR

F.-J. BOSC
chef de clinique à la Faculté

ET

Ch. GUÉRIN-VALMALE
Interne des hôpitaux de Montpellier.

PARIS

AUX BUREAUX DU
PROGRÈS MÉDICAL
14, rue des Carmes, 14

FÉLIX ALCAN
ÉDITEUR
108, boulevard Saint-Germain, 108

1894

DE LA

SIGNIFICATION CRITIQUE

DE LA

RECHUTE DANS LA SOI-DISANT MALADIE DE WEIL

Les anciens cliniciens connaissaient, en dehors de l'ictère catarrhal, d'autres variétés d'ictères accompagnées de fièvre et de phénomènes généraux dont l'évolution aboutissait tantôt à la guérison, tantôt à une terminaison fatale et dont la physionomie variable, la pathogénie indéterminée paraissaient défier toute classification rationnelle. Leur nature infectieuse nous est aujourd'hui nettement révélée par l'étude clinique et l'étiologie, mais leur pathogénie exacte demeure toujours obscure et leur symptomatologie garde une apparence tout aussi complexe malgré qu'on ait réussi à établir quelques groupements dans les faits cliniques. Parmi les syndromes qui ont ainsi émergé du chaos symptomatique des ictères infectieux il en est un qui a plus vivement attiré l'attention, dans ces dernières années, et qui doit à l'un des caractères les plus frappants de son évolution le nom d' « ictère infectieux à rechute. » On a même voulu faire de cette simple espèce morbide une maladie définie que l'on désigne assez couramment, surtout en Allemagne, sous le nom de maladie de Weil. Comme l'a très bien démontré Chauffard, cette dénomination est doublement mauvaise. Elle consacre d'abord une erreur de priorité : Landouzy,

Mathieu, Lancereaux, avaient étudié soigneusement des faits de cet ordre antérieurement à l'auteur allemand ; d'autre part, loin de porter quelque clarté, cette dénomination établit une confusion encore plus grande dans la classification des ictères fébriles. La maladie de Weil reproduit, en effet, le tableau général des ictères infectieux et l'existence de la rechute est, en somme, le seul caractère sur lequel on puisse se baser pour établir ce nouveau type morbide. Il faudrait donc que cette rechute se présentât comme un fait d'une signification assez invariable et assez précise pour justifier une pareille séparation.

Or, nous voyons que pour les auteurs qui ont écrit dans ces derniers temps, la rechute demeure comme un fait isolé, sans signification particulière au milieu d'un ensemble symptomatique commun à tous les ictères infectieux.

Nous avons suivi pas à pas la marche de la maladie dans l'observation que nous résumons ci-dessous. En nous basant sur des considérations cliniques et sur les résultats de recherches expérimentales, nous sommes arrivés à nous faire une conception nette de la rechute. Il n'y a pas eu rechute au sens propre du mot, c'est-à-dire reprise de la maladie ; c'est au contraire une véritable « crise » qui s'est produite, c'est-à-dire un événement favorable à l'organisme. Son expression n'a été si dramatique que parce qu'elle a été en rapport avec un effort considérable de l'économie pour se décharger de produits toxiques dont la nature particulière réclamait pour s'éliminer des oxydations énergiques. C'est la *perturbatio critica* des anciens, dans toute sa netteté.

Si notre observation démontre bien la réalité de cette *signification critique de la rechute,* nous devrons penser que ce dernier terme n'est plus de mise et que la « maladie de Weil » doit rentrer et se perdre définitivement dans le grand groupe des ictères infectieux bénins.

Marie Cr... entre à l'infirmerie, dans le service de M. le doyen Mairet, le 23 septembre 1893. Cette malade, qui n'a rien de particulier dans ses antécédents héréditaires au point de vue qui nous occupe, présente depuis longtemps déjà un état d'atonie du tube digestif avec constipation et phénomènes d'auto-intoxication chronique. Depuis un mois et demi elle vivait sous des baraquements installés en pleine campagne, dans un milieu très encombré ; enfin, quelques jours avant son entrée, les premières pluies d'automne commençaient à tomber, succédant à une chaleur excessive.

Le 17 septembre, la malade paraît plus triste, plus affaissée et présente une anorexie absolue. Les jours suivants cet état s'aggrave de quelques nausées, la langue est sale, blanche, la constipation intense et on trouve un peu de chaleur à la peau.

Au bout de 3 jours les conjonctives ont pris une teinte jaunâtre, les téguments une teinte subictérique et il existe une élévation de la température, sensible à la main.

Le 22, dans la matinée, la malade présente un ictère intense, de couleur jaune foncé, légèrement verdâtre, avec de la fièvre et un affaissement très prononcé. Dans la soirée, violent accès fébrile (40º) accompagné de frissons et de vomissements, d'un pouls très fréquent et de prostration. La teinte ictérique se marque encore davantage et la constipation persiste.

Nous voyons la malade à l'infirmerie le 23 septembre matin : elle est dans le décubitus dorsal, amaigrie, abattue, présentant un véritable état typhique, avec sensations vertigineuses, mais sans céphalalgie et avec conservation complète de l'intelliligence. La peau, sèche et chaude, a une teinte jaune foncé, piquetée de quelques points de purpura, au niveau des membres supérieurs. Pas de prurit, mais sensation désagréable et douloureuse à la plante des pieds. Langue épaisse, sale ; nausées, vomissements bilieux, constipation. Le *foie* dépasse de 2 cent. le rebord des fausses côtes, mais n'est pas sensible à la pression ; la *rate* est augmentée de volume ; les autres organes sont sains. L'urine, éliminée en très petite quantité, est de coloration foncée, verdâtre et ne contient pas d'albumine. Le pouls est excessivement fréquent, 150 pulsations par minute, faible, dépressible, dicrote. La région précordiale est soulevée par les battements du cœur sur une grande étendue et en particulier vers l'appendice xiphoïde ; la zone de matité est élargie transversalement et l'on constate à l'auscultation de la tachycardie, un rythme fœtal très net, avec effacement presque complet du premier bruit et un avortement de la contraction cardiaque chaque 10 à 12 pulsations. Douleur à la pression en plein ventricule. Lait, 2 litres ; sulfate de quinine, 0 gr. 60 ; sulfate de soude, 40 gr.

La malade a une selle abondante et très colorée *dans la soirée*, et la température baisse de plus en plus, de sorte que le 24, au matin, elle est tombée à 37°,2. L'abattement est toujours profond, mais l'intelligence est absolumont intacte. Le pouls à 104 est toujours misérable et l'on note le même état d'étalement et d'insuffisance du myocarde. Continuer le lait, supprimer la quinine et donner 250 gr. d'eau de Vichy.

Le 25 la température continue à s'abaisser et le mercure ne marque plus que 36°,6 ; mais malgré cette véritable hypothermie le pouls continue à battre de 100 à 110 fois par minute. L'ictère est toujours très foncé, les taches purpuriques ont pâli, le foie et la rate demeurent gros, la constipation a reparu et les urines sont très rares et jaune verdâtre, mais sans trace de biliphéine.

Ajouter 2 gr. de naphtol au traitement.

Le 26, même état d'hypothermie, même état de la circulation, l'abattement est un peu moins prononcé et la coloration de la peau paraît s'atténuer légèrement. Urines très rares : 450 c. cubes en 24 heures, sans biliphéine, mais présentant la réaction nette de l'urobiline, de D = 1.009 et contenant 4,5 gr. d'urée, 4 gr. de chlorures, sans albumine.

Le matin du 27, nous n'observons pas la rémission hypothermique matinale ordinaire et la température demeure à 37,1 ; en outre, le pouls s'est brusquement accéléré à 120 pulsations par minute, sans cause apparente ; les urines demeurent très rares, très faibles en urée, le foie et la rate sont toujours volumineux, la constipation persiste. Devant cet ensemble de symptômes, nous pensons que l'état de choses actuel ne peut pas durer et *qu'il se produira une rechute*. Cependant l'état général est plutôt meilleur et la décoloration des téguments continue. Notre prévision s'est réalisée dès le soir même : la température a atteint 38°,2 dans l'aisselle et le pouls a battu 128 fois par minute. Cependant la malade paraît plus éveillée ce matin, la coloration des téguments continue à s'atténuer et les urines à la suite de l'accès ont légèrement augmenté comme quantité et contiennent une proportion plus grande d'urobiline. Mais ce matin, 28 septembre, la température est retombée au-dessous de la normale, le pouls demeure très fréquent, il n'y a pas eu de crise urinaire vraie, le foie est toujours gros et même *un peu sensible* dans le creux épigastrique. *Dans la soirée* du 28, la malade demeure dans l'état que nous venons de décrire jusqu'à 3 h. 1/2. A ce moment, on note déjà une légère élévation de la température à 37°,5, puis brusquement, à 4 heures, la malade est secouée par un frisson violent, vomit à plusieurs reprises et la température monte à 40°,1 dans l'aisselle, avec un pouls à 140. L'accès persiste jusque vers 7 heures du soir, s'accompagnant de sueurs abondantes, et à partir de ce moment la température commence à décroître ; elles est de 37°,6 le 29 au matin.

Or, le 29 matin, la malade est très éveillée, bien moins affaissée que les jours précédents, la décoloration des téguments s'est franchement accentuée ; *le foie est un peu plus gros et sensible depuis hier soir.* Le cœur est dans le même état, avec un souffle au premier bruit à l'appendice xiphoïde.

Il y a eu une véritable crise urinaire immédiatement après l'accès. Nous avons décomposé les urines des 24 heures en deux parties : ainsi, dans la journée du 28, *avant l'accès* (de midi à 4 h. du soir), la malade a éliminé 400 c. cubes d'urines ocreuses, verdâtres, de Dens. 1.011, contenant 2,25 d'urée, 3,8 de chlorures et 0,27 d'acide phosphorique, sans pigments biliaires, sans albumine, mais avec présence d'urobiline. Les urines *d'après l'accès* (du 28, 4 heures soir, au 29 à midi) ont représenté une quantité de 450 c. cubes, de Dens. 1.017 et contenaient 5,50 d'urée, 2 gr. de chlorures et 0,75 d'acide phosphorique, sans albumine. Mais elles présentaient en outre une *couleur hémaphéique intense*, tachaient fortement le linge en saumon et contenaient une *quantité énorme d'urobiline.* Le procédé de Huppert ne permit pas de déceler la moindre trace de pigments biliaires. De plus, ces urines injectées à un lapin ont présenté une *toxicité élevée* et ont produit une accélération intense du pouls, de l'hypothermie, une somnolence rapide, de l'affaissement, des secousses convulsives, des attaques tétaniques intenses et enfin la mort. De tous ces jours-ci, la malade n'avait pas commis la moindre imprudence.

Donner ce matin 40 gr. de sulfate de soude contre la constipation persistante.

Le 30, la malade se sent bien mieux physiquement quoique encore faible ; les téguments se décolorent de plus en plus et elle demande à se lever. La langue est encore sale, le ventre très ballonné avec un peu d'empâtement dans la fosse iliaque gauche. Le foie n'est plus sensible. Les urines émises du 29 (3 heures du soir) au 30 (6 heures du matin) représentent une quantité de 500 c. cubes., de D. 1.017 contenant 7,5 d'urée, 3 gr. de chlorures, 1 gr. d'acide phosphorique, sans albumine. Elles sont toujours fortement hémaphéiques et contiennent des quantités très grandes d'urobiline. Les urines émises dans la matinée du 30 (160 c. cubes.) n'ont plus qu'une densité de 1.000, sont presque complétement incolores, à peine citrines, très limpides, et contiennent 0,48 d'urée, 0,8 de chlorures et 0,09 d'acide phosphorique au litre. Elles contiennent encore de l'urobiline. C'est la première fois que nous voyons apparaître ces urines claires ; nous en tirons un excellent pronostic, au point de vue de l'état du rein en particulier.

Le 1er octobre, la température oscille entre 37° et 37°,5, le
pouls est moins fréquent, le foie n'est plus sensible et moins
gros, le cœur présente les mêmes phénomènes. L'état général
est très amélioré ; les forces et l'appétit reviennent, la langue

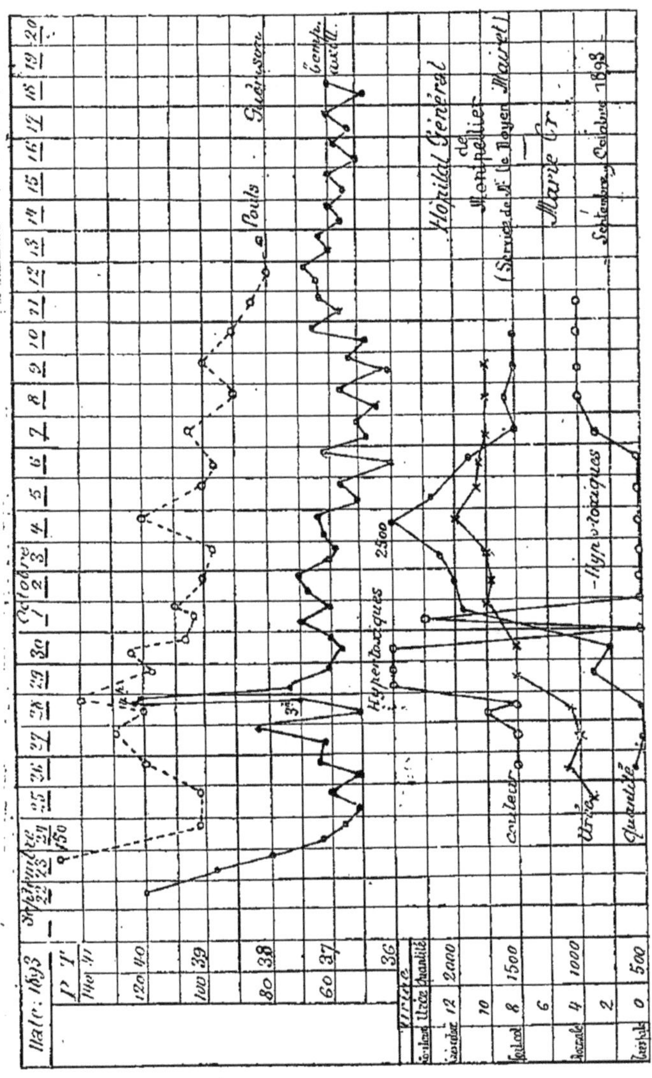

est nette, les téguments se décolorent presque complètement.
Il s'est produit une *débâcle* urinaire encore plus intense que
les précédentes : la malade urine en effet du 30 septembre (4 h.
du soir) au 1er octobre (6 h. du matin) 1.050 c. cubes d'urines
excessivement *chargées en couleur*, hémaphéiques, acajou

noir et contenant de très grandes quantités d'urobiline, 8 gr. d'urée, 3,50 de chlorures. Les urines émises le 1er octobre de 6 h. du matin à 4 h. du soir représentent une quantité de 900 c. cubes, D. 1.004, urée 3,50, chlorure 2 gr. Elles sont incolores et très limpides. Injectées à un lapin elles ont présenté une *hypotoxicité très grande*, puisqu'il a fallu plus de 200 c. cubes par kilogr., pour tuer l'animal.

Le 2 octobre nous trouvons la malade assise sur son lit, parlant, gesticulant, demandant à grands cris à se lever et à manger. La coloration de la peau est à peine marquée, la température normale, le pouls encore un peu fréquent. Le foie déborde peut-être un peu les fausses côtes mais il est absolument *indolore*; la rate est normale. L'élimination urinaire s'accroît, mais ce ne sont plus que des urines très peu colorées. La malade a uriné 2.000 c. cubes en 24 h., de D. 1.006, acides, contenant 10 gr. d'urée, 8 gr. de chlorures, 1 gr. 20 d'acide phosphorique, sans albumine et présentant la réaction encore assez prononcée de l'urobiline.

La malade est toujours au régime lacté mais ne prend que peu de lait. Les jours suivants, l'état général s'améliore de plus en plus et, si l'amaigrissement persiste encore, la prostration a disparu. La température est normale, le pouls est de moins en moins fréquent (90 à 96) et par l'auscultation du cœur on constate la disparition du rythme fœtal; le myocarde demeure toujours gravement atteint. Les urines émises le 3 ont augmenté comme quantité, 2.200 c. cubes, D. 1.060, citrines, urée 10 gr. 5, chlorures 8 gr.; urobiline. La quantité des urines va en augmentant encore le 4 octobre ainsi que le montre l'analyse ci-dessous, l'état de la malade s'améliorant de plus en plus, puis cette quantité décroît pour revenir à la normale le 7.

4 octobre: 2.500 c. cubes. D. 1.006, couleur citrine, urée 12 gr., chlorures 10 gr., urobiline, pas d'albumine.

5 octobre: 2.200 c. cubes. D. 1.004, citrines, urée 10 gr. 5, chlorures 8 gr., urobiline encore assez abondante.

6 octobre: 1.700 c. cubes, D. 1.008, urée 9 gr. 8, chlorures 11 gr., urobiline.

7 octobre : 1.500 cent., D. 1.008, urée 10 gr., chlorures 10 gr. l'urobiline diminue de plus en plus.

Les jours suivants, la malade arrive progressivement à la guérison, quoique demeurant encore faible et amaigrie. Elle continue son régime lacté et son naphtol jusqu'au 13 octobre. Le 12 octobre : urines 1.500 c. cubes, D. 1.009, couleur normale, urée 12,50, chlorures 7 gr., acide phosphorique 1,20 ; traces d'urobiline. Deux mois après, la malade est complètement guérie ; elle a retrouvé de l'embonpoint, mange bien, les téguments présentent une coloration normale, le foie est sous les fausses côtes mais le cœur présente toujours le signe d'une myocardite prononcée.

L'analyse des urines donne pour les 24 heures : quantité 1.350 c. cubes. D. 1.015, couleur normale, urée 18 gr. 50, chlorures 8.10 ; ni urobiline, ni albumine.

I

Voilà notre observation résumée dans ce qu'elle a d'essentiel. Il nous paraît utile, avant d'aborder l'étude de cette période fébrile qui a marqué le début de la convalescence et à laquelle on a donné le nom de rechute, de jeter un coup d'œil sur l'évolution générale de la maladie. Cette évolution est d'ailleurs rendue intéressante par l'existence d'une période d'invasion et par les symptômes particuliers qui ont précédé la rechute.

D'ordinaire, dans les formes d'ictères fébriles dits à à rechute, le début est très brusque et se marque d'emblée par des phénomènes graves. Chez notre malade, nous avons observé très nettement une période d'*invasion* (1) qui a duré trois jours environ et qui s'est manifestée par une perte complète de l'appétit, une constipation opiniâtre, un malaise général avec abattement et un peu de chaleur à la peau. Cet état s'est aggravé jusqu'au troisième jour, moment où le *début* de la maladie confirmée s'est traduit par une exagération brusque des troubles précédents, des nausées, des vomissements, de l'adynamie et une température élevée. Déjà, à ce moment, au contraire de ce qu'on voit d'ordinaire dans le typhus à rechute, les conjonctives bulbaires présentaient une coloration ictérique, laquelle ne tardait pas à se généraliser à toute la peau.

---

(1) M. Ducamp (de Montpellier) a pu observer, chez plusieurs malades atteints d'ictère fébrile, une *période d'incubation* absolument silencieuse de deux à cinq jours. Notre malade n'était pas placée dans les conditions nécessaires pour faire pareille observation. (Voyez Ducamp : Une petite épidémie d'ictère infectieux. Revue de médecine, 1890.)

Mais c'est seulement le 22 septembre, c'est-à-dire au sixième jour de la maladie, que les symptômes ont acquis leur plus haute intensité : vomissements bilieux répétés, état typhique avec sensations vertigineuses, mais sans céphalalgie ni troubles de l'intelligence, douleurs plantaires, foie gros, rate hypertrophiée, température axillaire de 40°, pouls battant 150 fois par minute. En outre le cœur était profondément atteint dans son myocarde (myocardite avec dilatation) et la teinte ictérique des téguments était intense ; les urines rares et fortement colorées en jaune verdâtre ne contenaient *pas d'albumine* et les matières fécales étaient colorées en jaune par la bile. Cette période d'état fébrile n'a pas dépassé une durée de trois jours et elle a été remarquable par l'absence d'albuminurie.

La température descend alors rapidement à la normale, l'état typhique diminue et même disparaît, les urines ne contiennent pas de biliphéine, de plus, les téguments paraissent subir un très léger degré de décoloration.

Cependant ces derniers signes d'amélioration ne font sur notre esprit qu'une très faible impression tellement ils sont rélégués au second plan par toute une autre série de phénomènes qui paraissent avoir une importance pronostique bien supérieure.

Quoique l'apyrexie fût en effet complète depuis trois jours, le foie et la rate présentaient une hypertrophie aussi considérable que durant la période fébrile, le pouls restait très fréquent alors que, cependant, il existait une hypothermie réelle, les urines étaient toujours très rares et colorées en jaune verdâtre ; de plus, au troisième jour d'apyrexie, le 27 au matin, la température ne présentait pas sa rémission hypothermique ordinaire et le pouls subissait une accélération très forte, sans cause apparente. Enfin, l'état général, malgré la légère amélioration déjà indiquée, demeurait mauvais. Cet ensemble de symptômes nous fit penser à la *possibilité d'une rechute* et nous prévîmes même cette dernière à bref délai. Notre prévision se vérifiait dès le soir même ; la température atteignait 38°,2 dans l'aisselle, tandis que le pouls battait 130 fois par minute.

Le lendemain matin, nous notions une légère augmentation dans la quantité des urines de la nuit et une élimination très passagère d'une plus grande quantité d'urobiline, mais la température était retombée au-dessous de la normale, le pouls continuant à battre avec une fréquence insolite. Le soir, un violent accès de fièvre se produit ; il fait monter la température à 40°,1 dans l'aisselle et s'accompagne de frissons intenses, de vomissements et de sueurs. Cet accès à début si brutal a disparu le lendemain matin, de sorte qu'à considérer la courbe on se croirait en présence d'un fort accès de fièvre intermittente. Et cependant, malgré la violence de la fièvre, le lendemain matin la malade ne présente aucune aggravation dans son état général ; la décoloration des téguments s'accentue et, de plus, les urines qui ont été rendues dans la nuit, en quantité plus abondante que d'ordinaire, présentent une coloration hémaphéique intense et contiennent une quantité énorme d'urobiline. On note seulement un état de *sensibilité du foie* qui n'existait pas auparavant.

Les jours suivants, la température demeure normale et, pendant toute la journée (30 septembre), la malade élimine des urines hémaphéiques. Après l'apparition de quelques urines claires, la malade élimine de nouveau, en une seule miction, dans la nuit du 30, une quantité très considérable d'urines hémaphéiques ; mais, à partir de ce moment, les urines hémaphéiques ne reparaîtront plus, la malade rendra des urines limpides et à peine colorées et en quantité de plus en plus considérable jusqu'au 4 octobre. A la suite du dernier accès fébrile, l'amélioration marche avec une très grande rapidité, l'appétit reparaît, les téguments se décolorent, l'hypertrophie douloureuse du foie, l'hypertrophie de la rate disparaissent rapidement, et le retour des urines à la normale, comme coloration et quantité, marche avec la disparition des derniers restes d'urobiline. Nous avons dû combattre pendant toute cette période des tendances très prononcées à la constipation et l'on n'a cessé l'usage du naphtol que le 13 octobre, c'est-à-dire douze jours après la rechute. La malade examinée deux mois après présentait un bon état de nutrition ; la teinte ictérique des téguments avait disparu sans laisser la moindre trace, le foie était sous les fausses côtes et les urines, normales comme quantité et qualité, contenaient, pour 1,500 c. cubes, 18 gr. 50 d'urée et 9 gr. de chlorures. Il ne persistait qu'une atteinte profonde du myocarde. En somme donc, si l'on ne tient compte que de l'apparence symptomatique générale et surtout de la courbe thermique, on pourrait diviser l'évolution de la maladie en une *période d'invasion* de trois jours, une *période d'état* de quatre jours, une *période d'apyrexie* de trois jours, une *rechute* de trois jours et, enfin, une *période de convalescence* difficile à délimiter.

II

Nous voulons maintenant porter toute notre attention sur cette période fébrile, qui est survenue après trois jours d'apyrexie, et que l'on désigne ordinairement sous le nom de rechute. Nous avions pensé, comme on l'a vu, à la production d'une rechute véritable et nous avions prévu cette dernière en nous basant sur une *absence complète de crise urinaire*, un *pouls excessivement fréquent* correspondant à de l'*hypothermie* et la persistance de l'*hypertrophie du foie et de la rate*. La constatation de tels symptômes nous donnait le droit de penser à la reprise de la maladie, c'est-à-dire à l'apparition de nouveaux phénomènes graves pour la malade, quoique la diminution de la coloration de la peau, l'amélioration légère de l'état général, fussent faites pour nous inspirer quelques doutes à ce sujet.

La rechute fébrile se produisit ainsi que nous l'avions

pensé, mais quel ne fut pas notre étonnement, en ne constatant pas à sa suite, la moindre aggravation dans l'état général et dans les symptômes. Nous l'avons déjà dit, mais nous y insistons : non seulement après des accès violents comme celui du 28, avec frissons intenses et vomissements, l'état typhique n'avait pas reparu mais la malade était moins affaissée, plus éveillée ; non seulement nous ne constations pas une nouvelle poussée d'ictère à la peau, mais la décoloration des téguments faisait des progrès ; de plus aucune trace de biliphéine ne reparaissait dans les urines, et le pouls devenait moins fréquent. En somme la rechute avait amené une amélioration rapide et la convalescence s'activait. Qu'était-ce donc que cette rechute qui amenait la guérison ? Comment les auteurs avaient-ils pu comparer de semblables phénomènes à ceux qui apparaissent dans une rechute de fièvre typhoïde, par exemple ? Il est vrai que déjà, dans ces derniers temps, certains observateurs avaient été frappés de l'absence des phénomènes caractéristiques d'une rechute réelle. L'organisme ne paraissait nullement souffrir de cette soi-disant rechute et la guérison n'en était en rien retardée (1). Il survenait même ce fait extraordinaire que la rechute augmentait la bénignité du pronostic. En dernière analyse, et pour les observateurs déroutés, l'ictère infectieux à rechute retirait son nom et sa spécialisation d'un élément dont la signification était inconnue.

Nous avons entrepris de résoudre cette inconnue, dans ce qui se rapporte à notre observation. Dès maintenant et d'après ce que nous avons dit plus haut de la symptomatologie, nous pouvons avancer un premier fait : *Il n'y a pas eu rechute ; la période de convalescence n'a pas été interrompue.* Que signifie donc cette période fébrile qui s'intercale au début de la période de convalescence ? Cette question doit être résolue par l'étude des phénomènes qui ont caractérisé la rechute (nous

---

(1) Voyez Soupault. *Ictère infectieux à rechute* ; in *Arch. gén. de méd.*, août 1893.

continuons pour le moment à l'appeler ainsi) et par l'é·
tude de leurs rapports avec ceux qui ont précédé cette
rechute et qui l'ont suivie.

Or, qu'avons-nous vu se produire pendant cette rechute en tant que symptômes saillants ? De la *fièvre*, un
état de *sensibilité du foie*, des vomissements, des
sueurs et des *modifications profondes dans la quantité
et les qualités du liquide urinaire.*

La fièvre s'est manifestée sous forme de deux accès :
le premier faible (38°,5), le second violent (40°,1), séparés l'un de l'autre par une chute de la température arri-
vant jusqu'à une véritable hypothermie. Déjà cette
fièvre, sous forme de deux accès séparés, a quelque
chose de particulier. De plus, immédiatement à la suite
du premier petit accès, nous voyons se produire une
première modification fugace et faible du côté des urines,
à laquelle va succéder, le 28, une modification de même
nature, mais bien plus intense et définitive. L'accès
du 28 s'accompagne non seulement d'une fièvre élevée,
de frissons, mais encore de vomissements jaunâtres,
de sueurs abondantes et d'une transformation frappante
dans l'excrétion urinaire. Les urines qui, auparavant,
étaient très rares et jaune verdâtres augmentent de
quantité, revêtent brusquement une couleur hémaphéique intense, éliminent une énorme quantité d'urobiline, présentent une quantité bien plus grande d'urée
et un degré de toxicité élevé avec des qualités toxiques
spéciales. Ne sont-ce pas là tous les caractères d'un
mouvement critique tel qu'on a l'habitude de le
constater au début de la convalescence de certaines
pyrexies ?

Cette élimination d'une quantité excessive de produits toxiques continue tout le lendemain, et, enfin,
on voit apparaître, pour la première fois, une petite
quantité d'urines limpides, presque incolores, sans trace
d'albumine. C'est évidemment là le premier signe indi-
quant que la voie rénale est désobstruée, que l'organisme est moins encombré, et, en effet, le lendemain, il

se produit, sans fièvre cette fois, et, en une seule miction, une évacuation de 1050 c. cubes d'une urine hémaphéique intense contenant de hautes proportions d'urobiline et très toxique. Ce sera là la dernière évacuation de ce genre. A partir de ce moment on constate l'existence d'une véritable *polyurie* qui progresse pendant trois jours; ce sont des urines presque incolores, très limpides, encore plus riches en urée que les précédentes et très nettement *hypotoxiques*. La quantité d'urée éliminée qui continue à progresser depuis le début de la crise et atteint son maximum avec le maximum polyurique.

Remontons maintenant le cours de la maladie. Que s'était-il passé dans cette phase apyrétique ou *précritique*, marquée par de l'hypothermie, de la tachycardie, un gros foie, des urines rares....., etc.? L'évolution de la maladie proprement dite était terminée, mais, ainsi que les analyses d'urines le démontrent, les substances toxiques élaborées pendant toute sa durée et accumulées dans leur presque totalité, depuis le début, n'avaient pu arriver à s'éliminer, malgré quatre jours pleins d'apyrexie. Consécutivement à la période d'infection représentée par la période d'état, il y avait donc eu une période d'*intoxication* représentée par cette période apyrétique consécutive, et se manifestant surtout par une accélération extrême des battements cardiaques et de l'hypothermie. L'organisme donne une première secousse impuissante (27 septembre), puis une deuxième (28 septembre) si violente qu'elle réussit enfin à amener la débâcle. La fièvre sous forme d'un accès intense, l'hypertrophie douloureuse du foie, l'augmentation consécutive de la quantité des urines, de l'urée, l'élimination d'une quantité énorme d'urobiline et de produits toxiques, les vomissements, les sueurs profuses..... tous ces phénomènes sont les preuves indéniables de cet effort. Une preuve à la fois et de la réalité de cette crise et de l'existence d'une période d'intoxication antérieure à celle-ci, doit être trouvée encore dans ce fait qu'à la suite du premier accès trop faible du 27, les phénomènes d'intoxication : hypothermie, accélération intense du pouls reparaissent très nettement, tandis qu'à la suite du deuxième accès la guérison survient pour ainsi dire aussitôt.

Et, en effet, dans cette seconde partie de la crise, ou *période post-critique*, que nous devons maintenant examiner, plus de phénomènes violents : le foie perd sa sensibilité et tous les symptômes d'intoxication disparaissent. Les urines claires, incolores, de plus en plus abondantes, sont aussi de plus en plus pauvres en urobiline, de plus en plus riches en urée. Il semble que les cellules éveillées, suractivées, reprennent leur fonction, se débarrassent, par un abondant lavage, des restes nuisibles qui les intoxiquaient. De sorte que nous pouvons dire maintenant que non seulement *il n'y a pas eu rechute*, et que, par suite, la convalescence n'a pas été interrompue, mais encore que cette période fébrile a été un événement extrêmement favorable à l'organisme et a précipité la guérison de notre malade ; qu'en un mot, *cette phase a joué le rôle de crise.*

Cela ressort nettement de l'étude des phénomènes de la période apyrétique antérieure à la rechute, de l'étude de ceux qui ont caractérisé cette dernière et enfin de l'évolution ultérieure de la maladie. Il y a eu crise très énergique. Elle a marqué, par ses symptômes dramatiques, la violence des oxydations intracellulaires en général qui ont eu pour résultat la libération de l'organisme de tous les produits toxiques qui l'encombraient.

C'est la *perturbatio critica* des anciens, avec ses phénomènes précurseurs, son appareil bruyant, presque aussi bruyant que l'invasion d'une maladie infectieuse et ses résultats heureux si rapides. La conclusion suivante découle donc de cette étude : *la période fébrile qui survient au début de la période de convalescence dans les ictères infectieux n'est pas une rechute, mais correspond à un mouvement critique.*

III

Il nous paraît maintenant intéressant de dire quelques mots au sujet des problèmes que soulève la *physiologie pathologique* de pareils faits. Nous voudrions démontrer que la forme fébrile de la crise était ici préparée par l'intoxication profonde de la période apyrétique et qu'elle s'explique par la nature même des produits toxiques qui imprégnaient l'économie. Antérieurement à la rechute, les urines demeuraient très rares et colorées en jaune verdâtre alors que cependant les téguments se décoloraient. Il y avait forcément *accumulation* de matières toxiques, en général, et surtout de matières colorantes. Il ne pouvait pas y avoir non plus une transformation bien active de ces matières au niveau du foie, puisque les urines si rares et non biliphéiques ne contenaient qu'une quantité très faible d'urobiline, substance d'élimination cependant facile. Il faut donc admettre que la barrière rénale était fermée et que le foie demeurait inactif. Accumulation de matières mal oxydées, fermeture du rein, inertie du foie, ont conduit à ces phénomènes d'intoxication, en particulier la tachycardie et l'hypothermie qui ont marqué la période antérieure à la rechute. Pour que l'organisme arrivât à se libérer, il fallait de toute nécessité qu'il se produisit une excitation énergique générale suffisante pour entraîner la transformation des matières colorantes et rétablir l'activité d'organes à la fois modificateurs et excréteurs, le foie et les reins.

En effet, la réduction des matières colorantes, si l'on en croit les auteurs, se passe à la fois dans toutes les cellules de l'organisme, comme au niveau de l'épithélium rénal (surtout là d'après Mya) et au niveau du foie, toutes les cellules ayant le pouvoir de soústraire de l'oxygène aux corps.

Si l'on tient compte de la quantité énorme de matières colorantes retenues dans l'organisme, les oxydations généralisées à toutes les cellules de l'économie devaient forcément atteindre une intensité très considérable. De là ces accès fébriles, ces frissons, ces sueurs et tous ces phénomènes indices de l'activité de la réaction générale ; de là l'hypertrophie douloureuse passagère du foie qui marquait l'activité de la réaction hépatique ; de là l'élimination d'urines plus abondantes, hémaphéiques, toxiques, riches en urobiline qui indiquaient à la fois et la suractivité locale du rein et le succès de l'effort de l'économie tout entière. De sorte que réunissant tous les phénomènes qui ont marqué cette période, dite de rechute : fièvre par accès brusques, frissons, vomissements, sueurs profuses, foie gros et douloureux, élimination d'urines hémaphéiques, très riches en urobiline, plus riches en urée, toxiques et consécutivement leur décoloration rapide avec polyurie et hypotoxicité, enfin retour rapide à la normale, l'on comprend que nous nous soyons prononcés, sans hésitation, sur la réalité d'un mouvement critique. On pourrait objecter à l'existence réelle de la crise la quantité relativement faible d'urée éliminée pendant sa durée. Cette objection peut sembler d'autant plus fondée que nous avons parlé d'oxydations intra-hépatiques exagérées. L'on voudra bien remarquer cependant que les variations de la quantité d'urée suivent la marche des phénomènes critiques. Eliminée en très faible quantité, 3 à 4 gr. en 24 heures, dans la période d'intoxication, cette urée monte brusquement à 6, 8 et 11 gr. avec l'apparition des phénomènes de la rechute, pour atteindre son maximum (13 gr.) avec le maximum polyurique, les urines étant en ce moment incolores.

Ce dernier fait apporte un nouvel appui à notre thèse et donne une explication de la faiblesse du chiffre de l'urée. On peut admettre que les oxydations cellulaires sont tout d'abord presque entièrement employées à la transformation des matières colorantes ; ce ne serait que plus tard, quand les cellules de l'économie et du foie, en particulier, seraient débarrassées des matières toxiques qui paralysaient leurs actions normales, que l'urée serait éliminée en plus grande abondance. Le maximum de l'urée correspond en effet au minimum d'excrétion de l'urobiline. En outre, au point de vue de la faiblesse absolue de l'urée, disons que cette malade qui présentait un degré d'anorexie considérable avant sa maladie ne s'était alimentée que très insuffisamment pendant toute la durée de cette dernière.

Pour que le plein développement de ces phénomènes critiques et leur terminaison si favorable eussent lieu, il était de toute nécessité que le *foie et le rein eussent conservé leur intégrité fonctionnelle.* Or, on a vu que nous n'avons jamais pu découvrir d'albumine dans les urines de notre malade et, d'autre part, si le foie a présenté un certain degré d'hypertrophie à la période précritique, nous pouvons dire que cet organe n'a jamais été sévèrement atteint; dans un examen de la malade fait après la guérison, nous trouvons en effet le foie absolument normal et les urines éliminées en 24 heures (1500 c. cubes) contiennent près de 20 gr. d'urée et 9 gr. de chlorures.

C'est, sans nul doute, à l'intégrité de ces organes que nous devons attribuer la netteté d'action de la crise, la guérison qui l'a immédiatement suivie. Mais que pareille maladie eût évoluée chez un malade dont le foie et les reins eussent été gravement lésés, soit antérieurement, soit durant cette maladie elle-même par le fait d'une virulence plus grande des agents pathogènes, les phénomènes eussent été certainement bien différents. Ou bien nous nous serions trouvés en présence d'une crise incomplète, d'une guérison pénible; ou bien il y aurait eu encore les phénomènes généraux indicateurs de la réaction critique (fièvre, frisson, etc...), mais sans effets curateurs. Dans ce cas nous aurions observé fatalement une aggravation rapide de la maladie et un tableau symptomatique tel qu'on eût pu lui donner le nom de rechute. Mais en suivant, comme nous venons de le faire, la filiation des phénomènes, ce n'est pas en réalité une rechute qui se fût produite, mais bien une véritable *hyperintoxication.*

Quant à dire quel a été le point de départ de la réaction critique, nous nous contentons d'avouer notre impuissance à résoudre ce problème.

Il nous semble cependant qu'il faut tenir compte de l'action des matières colorantes et des produits toxiques sur le protoplasma même des cellules et que la crise peut être considérée comme le résultat de la lutte qui s'établit entre le poison et les propriétés vitales des cellules de tout l'organisme d'une part, entre le poison et les cellules d'organes qui peuvent agir plus activement sur lui, comme le foie et le rein, d'autre part.

Il nous sera plus facile de démontrer que les poisons retenus dans l'économie et éliminés avec les urines critiques sont bien les causes des phénomènes morbides qui ont existé chez notre malade dans la période d'intoxication, et en particulier des perturbations profondes de la circulation et de la calorification. Les urines critiques injectées à des lapins ont en effet présenté, en dehors d'un degré considérable de toxicité(1), des *qualités toxiques particulières* : Accélération extrême des battements cardiaques, hypothermie prononcée, somnolence, mouvements convulsifs, crises tétaniques intenses, suivies de mort. Elles ont reproduit nettement chez l'animal ces troubles de la circulation et de la calorification qui existaient chez notre patient. L'accélération des battements cardiaques s'explique par l'action des produits toxiques sur le cœur ; chez notre malade nous avons constaté tous les signes d'une myocardite intense ; il est même à remarquer que le poison paraissait avoir atteint plus particulièrement le cœur, car tandis que

(1) Ces urines ont été toxiques pour le lapin à la dose de 35 à 40 centim. cubes par kilogr. du poids du corps ; ce degré de toxicité est élevé si l'on admet comme degré de toxicité des urines normales le chiffre de 60 centim. cubes par kilogr. du poids du corps, d'après les recherches de MM. Mairet et Bosc. (*Arch. de physiol.*, 1891, et Toxicité des urines normales et pathologiques. Paris, Masson, 1892.)

le foie et le rein ont pu revenir rapidement à la normale, on constatait encore, 3 mois après, tous les signes d'une atteinte grave du myocarde. Les matières toxiques retenues dans le sang étaient donc bien réellement la cause des symptômes de la période apyrétique précritique. C'est ce qui nous explique l'atténuation des symptômes consécutivement au premier accès fébrile, leur réapparition avec une intensité plus grande, entre les deux accès, et enfin leur disparition consécutivement à l'accès réellement critique du 28 septembre. A quelle substance faut-il attribuer ces propriétés toxiques particulières qui ont marqué la période d'intoxication ? Il nous semble que les matières colorantes doivent être surtout incriminées. En effet, les urines *incolores*, rendues immédiatement à la suite des urines hémaphéiques, hypertoxiques, présentaient une *hypotoxicité* telle qu'il fallait 200 centim. cubes de cette urine pour tuer un kilogramme d'animal. Mais il est vrai que les urines hémaphéiques et hypertoxiques devaient contenir encore des poisons d'origine microbienne, puisque nous avons pu déceler l'existence de micro-organismes dans le foie. Cependant le passage si rapide (dans un même jour) de l'hypertoxicité à une hypotoxicité si prononcée est plutôt en rapport dans notre cas avec le mode d'élimination des matières colorantes qu'avec celui de toxines microbiennes. En outre, d'après les recherches faites par l'un de nous avec M. le doyen Mairet (2), les matières colorantes normales de l'urine agissent dans le même sens (quoique bien plus faiblement) sur la circulation et la calorification.

IV

Quant à la *cause pathogène* qui est à l'origine de la maladie et qui tient sous sa dépendance tous les symp-

---

(2) Mairet et Bosc. — *Cause de la toxicité des urines normales*. Archives de Physiologie, 1891.

tômes de la période d'état, il ne nous est pas possible de l'indiquer d'une façon précise. Une ponction du foie faite au moment de la période infectieuse avec les plus minutieuses précautions (lavage de la peau à l'alcool, à l'éther, au sublimé, frictions au permanganate de potasse), nous a permis d'ensemencer un tube de gélose. Cet ensemencement a donné naissance à deux colonies différentes : l'une était constituée par une culture de *staphylococcus aureus*, l'autre était formée par un enduit blanc, épais, mais qui est demeuré indéterminé à cause d'un accident arrivé à notre unique tube au moment où nous réensemencions ces cultures.

Les *conditions étiologiques* qui ont présidé au développement de la maladie sont identiques à celles que l'on retrouve à l'origine de tous les ictères infectieux. Notre malade présentait depuis longtemps un état de nutrition mauvais, elle ne prenait qu'une alimentation insuffisante et vivait dans un milieu excessivement confiné et encombré. Elle avait une atonie de tout le tube digestif avec constipation et phénomènes d'auto-intoxication chroniques.

La constitution médicale du moment était en outre particulièrement mauvaise :

Le choléra venait de sévir rigoureusement, les embarras gastriques étaient très fréquents, et on avait observé peu de temps avant une épidémie de scarlatine à formes graves.

De plus cette malade avait été évacuée en pleine campagne, elle couchait sous des baraquements provisoires avec des fosses d'aisance rapprochées et avec stagnation forcée des eaux ménagères. Enfin au moment même où l'ictère apparaissait chez Marie C..., les premières pluies d'automne survenaient sous forme d'orages après un été particulièrement sec et chaud.

En résumé, il semble se dégager de cette étude certains faits intéressants en eux-mêmes et par les conséquences qu'ils entraînent.

Dans le cas d'ictère infectieux, dit à rechute, qui a évolué sous nos yeux nous avons constaté :

1° Une *période d'invasion* d'une durée de trois jours ;

2° Une *période d'état ou d'infection* qui s'est marquée par tous les phénomènes communs aux ictères fébriles en général, avec ces particularités que nous n'avons pas observé d'albumine dans les urines et que la détermination myocardique a été très accentuée.

3° Une *période de convalescence* ou plutôt *de retour à normale*, qui commence avec la fin de la période d'état et qui va jusqu'à la guérison. Elle peut se subdiviser en trois phases :

a) *Phase apyrétique* ou *d'intoxication* ou précritique, due à l'accumulation de matières toxiques dans l'économie et caractérisée surtout par des troubles de la circulation de la calorification et de la sécrétion rénale.

b) *Une phase critique* représentant l'ancienne rechute, qui se marque par un paroxysme fébrile (40°), des vomissements, des sueurs abondantes, des modifications urinaires profondes, de l'hypertrophie douloureuse du foie..., tous phénomènes passagers, suivis de guérison. Elle correspond à un violent effort de l'organisme pour transformer des produits toxiques dont l'élimination réclamait d'énergiques oxydations.

Dans le cas où la « crise » n'aboutit pas franchement vers la guérison c'est qu'il y a, sans doute, des lésions du foie ou des reins, d'où phénomènes d'*hyperintoxication* (*rechute des auteurs*).

c) Une phase de *convalescence proprement dite.*

Dans notre cas, nous avons trouvé, dans le foie, le staphylococcus pyogenes aureus et un autre micro-organisme qui est demeuré indéterminé.

En somme la *maladie de Weil, l'ictère à rechute, n'est nullement une entité morbide. Comme nous le disions au début, cette maladie doit se perdre dans le groupe des ictères infectieux ; la rechute a, ou bien une signification critique nette, ou représente une hyperintoxication par crise avortée.*

PARIS. — IMP. V. GOUPY, 71, RUE DE RENNES.